CONSIDÉRATIONS

PHILOSOPHIQUES ET PRATIQUES

SUR LA MÉDECINE.

DES GRANDES

MÉTHODES THÉRAPEUTIQUES

PAR

L. ÉMILE PAULIN,

né à l'île Bourbon.

PARIS,

IMPRIMERIE DE W. REMQUET ET CIE,

RUE GARANCIÈRE, 5, DERRIÈRE SAINT-SULPICE.

1851.

A MESSIEURS

BOUILLAUD,

PIORRY et ANDRAL

CONSIDÉRATIONS

PHILOSOPHIQUES ET PRATIQUES

SUR LA MÉDECINE.

DES GRANDES

MÉTHODES THÉRAPEUTIQUES

PAR

L. ÉMILE PAULIN,

né à l'île Bourbon.

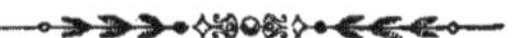

Notre seul but, en publiant ce travail, est de stimuler un peu le zèle de la jeunesse, et d'exciter ceux qui, joignant à un esprit de loyauté et d'indépendance une sévère critique, possèdent mieux que nous les moyens de détruire l'erreur, et de faire triompher les vérités médicales, de les exciter, dis-je, à ne rien négliger pour atteindre ce but.

Car il importe que les découvertes actuelles, qui n'ont pas encore droit de domicile dans la science, ne restent pas un demi-siècle à l'implorer avant de l'obtenir.

Si ce sont des idées fausses, que la discussion se hâte de les renverser, ou de les établir solidement, si ce sont des vérités utiles.

Dans le premier cas, qu'on ait le courage de dire si l'on est persuadé que la médecine ait dit son dernier mot.

Que les petits esprits qui, ignorant les doctrines de leurs maîtres, s'amusent à les railler pour satisfaire leur petite vanité, se le tiennent pour dit : Ce n'est pas là faire montre d'un esprit bien né.

S'il n'est pas permis de louer, il l'est bien moins encore de critiquer, et à plus forte raison de railler ce qu'on ne connaît pas.

Il est par trop facile, on l'avouera, de se procurer ce petit plaisir ; il suffit pour cela de faire dire, à qui l'on veut railler, ce qu'il n'a jamais dit. C'est là une de ces tactiques si vieilles, qu'elles devraient être usées aux yeux de ceux qui possèdent quelque bon sens, Quant à nous, nous donnons carte blanche aux railleurs, afin que leur conscience n'ait aucun scrupule quand il s'agira de nous. Car, après tout, le Français né malin aimant la plaisanterie, nous serions bien méchant, surtout après la réflexion sévère que nous avons faite plus haut, d'en agir autrement; que l'on rie, nous rirons, voilà tout.

Aussi, lorsque, dans le courant de ce mémoire, il se présentera une idée qui soit de nos maîtres, nous aurons soin de le dire ; quant au reste, nous en prendrons la responsabilité, et nous le livrons courtoisement aux railleurs.

Si l'on peut interpréter des faits à sa manière, il n'est pas au moins permis de les tronquer, et il est du devoir de tout honnête homme de s'opposer à ce qu'on le fasse, ou du moins de les rétablir lorsqu'on l'a fait.

Que ceux donc qui croient de bonne foi qu'un de leurs professeurs s'amuse à percuter les nerfs, se rassurent.— Il peut les palper, pour en circonscrire les points douloureux, et savoir ainsi si la douleur suit les cordons nerveux, ce qui est d'une si grande importance souvent pour distinguer une névralgie d'une rupture de muscle, mais à coup sûr il ne les percute pas.

Paris, le 5 juin 1851.

PRÉFACE.

S'il est vrai de dire que toute vérité doit être le but constant de nos efforts à tous; cette assertion est surtout manifeste pour les vérités pratiques de la médecine; puisqu'ici l'erreur peut avoir de si funestes influences sur la vie des hommes, et qu'au contraire une vérité solidement établie et rendue manifeste pour tous peut, en fournissant une méthode nouvelle de traitement, prévenir la mort d'une foule de nos semblables qui, quelque temps avant cette découverte, auraient infailliblement péri.

Certes s'il appartient de droit à un pays, l'honneur d'effacer de la médecine de vieilles erreurs et de propager des vérités nouvelles encore peu connues, c'est au pays qui a vu naître l'immortel Bichat. Mais pour arriver à la vérité la route n'est pas facile.

Quelle immense difficulté en effet que de se débarrasser complétement de toute préoccupation d'esprit; n'est-il pas évident que, pour certains points de la science, l'erreur est placée si à côté de la vérité, que pour peu que celui qui la recherche ait eu d'avance quelque peu de prédilection pour une opinion, il courra grand risque de se fourvoyer dans la voie de l'erreur ?

Ce seront donc des esprits dégagés de tous liens, même des plus légitimes, et d'une entière indépendance, qui pourront espérer faire avancer certaines vérités découvertes par d'autres; mais sur lesquelles on est loin d'être encore d'accord. Cherchons à expliquer comment des esprits éminents diffèrent par exemple sur les méthodes à employer dans les flegmasies, et comment, ce qui est plus incroyable encore, quelques-uns ont été jusqu'à nier la nature inflammatoire du rhumatisme articulaire aigu, c'est-à-dire de cette maladie qui représente au plus haut degré le type des flegmasies.

D'autres plus timides il est vrai, et manquant de logique, sans nier complétement qu'il y ait dans cette maladie un grand élément inflammatoire, nient l'influence des saignées, d'une manière absolue; comme si cette assertion ne devait pas les porter aussi à nier avec les premier la nature inflammatoire du rhumatisme.

Puisqu'il est maintenant généralement admis que le rhumatisme articulaire aigu est une inflammation (ce qu'il serait facile de prouver par la seule considération du sang qui présente ici le type inflammatoire au plus haut degré), contentons-nous de réfuter ceux qui nient l'influence des saignées dans le rhumatisme.

Et une remarque de la plus grande importance à faire, c'est que ceux qui soutiennent cette dernière opinion sont justement ceux qui nient l'importance des saignées suffisamment rapprochées, grand fait que M. Bouillaud a eu le mérite d'établir en loi, qui domine maintenant toute la médecine pratique.

Et ne devine-t-on pas dès lors que c'est pour avoir employé suivant une méthode différente les saignées dans le rhumatisme articulaire aigu, qu'on n'est pas arrivé de part et d'autre aux mêmes résultats ?

Par un exemple nous ferons comprendre qu'il n'en pouvait pas être autrement. Supposons deux malades présentant autant qu'il est possible la même constitution, et chez qui la flegmasie articulaire de même intensité est au premier jour du début : qu'à l'un on tire une livre et demie de sang, le premier jour du traitement; le deuxième jour une livre, le troisième jour une demi-livre. Ce qui fait trois livres en trois jours.

Qu'au second, au contraire, on en tire le premier jour une livre, le septième une livre, le dixième une livre. — Cela fera également trois livres, mais en l'espace de dix jours. N'est-il pas évident que, bien qu'on ait tiré la même quantité de sang dans les deux cas, le malade pourra être guéri dans le premier cas, sans être à peine soulagé dans le second ?

Aveugle serait celui qui ne verrait pas de prime-abord que soutenir le contraire serait vouloir soutenir en réalité qu'il n'est pas plus facile d'arrêter une flegmasie à sa naissance, qu'à une époque plus éloignée du début.

Rapprochez en effet les chiffres et cette vérité sautera aux yeux.

Premier cas. — Trois livres de sang dans les trois jours : flegmasie prise et arrêtée au début.

Deuxième cas. — La saignée isolée du premier jour exerce peu d'influence. Quand on fait la deuxième saignée, on n'a plus affaire à une flegmasie prise au début comme dans le premier cas, mais à une inflammation à une période plus avancée, puisqu'elle est prise sept jours plus tard. C'est donc en réalité comme si vous aviez pris primitivement les deux malades à une époque différente du début.

C'est pour avoir rattaché à l'idée de maladie, dans ses diverses phases, et principalement aux flegmasies, une lésion toujours la même, et par conséquent pouvant céder aux mêmes moyens de traitement, que des hommes d'un grand mérite se sont égarés dans le traitement de certaines flegmasies, et particulièrement dans le traitement du rhumatisme articulaire aigu.

N'est-il pas évident que les saignées seront surtout utiles, alors qu'existera au plus haut degré l'état couenneux ou fibrineux du sang, car cet état sera pour ainsi dire une cause permanente de l'inflammation.

La fibrine en effet suspendue dans le sérum s'arrêtera dans l'organe où la stase du sang sera la plus considérable. S'agit-il d'une pneumonite, si vous saignez insuffisamment pour détruire cet état du sang (les saignées en effet diminuent la quantité de fibrine contenue dans le sang), vous aurez très-souvent de prétendues récidives.

De même et à plus forte raison pour l'hémitarthrite, si vous parvenez à débarrasser une articulation, je suppose par des sangsues, l'état du sang persistant, une autre jointure se prendra.

N'est-il pas évident d'un autre côté que les saignées seront d'une médiocre utilité, lorsque cet état du sang aura cessé, car cela indiquera le plus ordinairement que la fibrine déposée dans l'articulation l'aura été depuis un temps suffisant pour s'y être transformée soit en fausse membrane, soit en tout autre produit flegmasique.

Et n'est-on pas porté à penser avec M. le professeur Piorry, que cet état du sang qu'il appelle hémite, pour rappeler sans doute sa coïncidence avec les flegmasies, peut exiger dans certains cas un traitement pour lui seul, puisque très-souvent il est la cause imminente des plus graves lésions ?

Saigner dans certains de ces cas, est donc pour le médecin faire à la fois de l'hygiène et de la thérapeutique.

N'est-on pas tenté de s'écrier en terminant, en voyant tant d'esprits éminents différer sur certains points importants : Qu'elle est donc difficile cette science ! Que l'expérimentation clinique présente d'écueils ! !

2 juin 1851.

CHAPITRE PREMIER.

GÉNÉRALITÉS.

Dès que le génie de Bichat eut dévoilé le grand mystère de la vie, en faisant voir qu'elle consistait dans l'harmonie de ces trois organes, cerveau, cœur, poumon, on pouvait prédire que la médecine moderne ne tarderait pas à être fondée.

Physiologiste à la fois et anatomiste, il lui appartenait de droit, après avoir découvert cette grande loi qui domine la médecine moderne, d'en être le chef. Cela lui eût été facile, car il suffisait pour son génie, de tirer des déductions pratiques de sa découverte, que mieux que tout autre il devait comprendre.

Mais la Providence semblait en avoir décidé autrement.

Elle semble avoir pensé que c'en était assez pour la gloire de Bichat, et que c'était lui rendre un service que de l'enlever dans tout l'éclat de sa gloire.

Mais la mort de Bichat n'a peut-être pas été inutile aux progrès de la médecine moderne.

Bichat mort, les jalousies s'évanouissaient : à ce prix seul elles se désarment. Et les principes, qui, si Bichat eût vécu, ne seraient peut-être pas encore adoptés, furent dès l'instant même de sa mort du domaine de la science.

Peut-être que les travaux de Bichat ne furent pas étrangers à cette mort si prématurée; que celui qui venait de découvrir l'importance du cerveau pour la vie, ne vit pas qu'en imprimant une trop grande activité à cet organe, il le mettait dans l'impossibilité de continuer de vivre, après lui avoir fait produire dans l'espace de quelques années, ce qui devait être l'ouvrage d'une vie entière.

Des maladies.

Tout trouble dans ces trois organes pouvant compromettre la vie d'une manière ou d'une autre constituera la maladie.

Il serait difficile de dire d'une manière absolue, lequel de ces trois organes est le plus nécessaire à la vie, tant leur action s'enchaîne étroitement.

Otez les poumons, ou plutôt suspendez ses fonctions, le sang arrivant au cerveau, sans avoir subi cette modification incessante (hématose ou oxémisme) et indispensable pour qu'il puisse exciter le cerveau, cet organe languira, et de plus la circulation n'étant plus excitée, par le même influx nerveux, se fera mal également; puis viendra la mort pour peu que cet état (asphyxie — ou hypoxémie) se prolonge.

Que ce soit, au contraire, la circulation qui se fasse mal, le cerveau semblera quadrupler ses forces pour venir en aide au cœur.

C'est ce qui a lieu dans certaines affections du cœur.

Bien que dans l'hypémie il n'y ait pas un trouble à proprement dit dans la circulation, le même effet étant produit sur le cerveau, par une cause différente, cet organe réagira dans le même sens; et la circulation sera prodigieusement accélérée, dans certains cas.

Toutefois, l'on peut dire que le cerveau est l'organe principal puisque c'est lui qui excite les deux autres, et qu'il leur survit toujours quelque temps (nœud vital). Ce que les expériences curieuses faites sur des pendus à Londres semblent prouver incontestablement.

Des causes de la mort.

Cette question, comme on le devine bien, est de la plus haute importance. Comment prévenir la mort, si l'on ne connaît pas les causes de ce terrible mystère; c'est-à-dire si on ignore les conditions de la vie.

Le plus ordinairement la mort (cette réflexion est de moi, avis donc aux railleurs) n'a pas lieu par une cause unique.

Que l'on suppose en effet une hypémie insuffisante, pour causer à elle seule la mort; n'est-il pas évident que si une légère hémostase (stase sanguine) qui seule ne mériterait même pas l'attention du médecin, vient se joindre au premier état, la mort pourra avoir lieu?

Qui ne voit, en effet, que, par suite de cette hémostase, la circulation et en même temps la respiration seront génées?

Si par suite de cet état la circulation se fait moins bien, n'est-il pas évident que moins de sang arrivera au cerveau en un temps donné, ce qui, notez-le bien, agit absolument dans le même sens que l'hypémie?

Mais ce n'est pas tout; dire que la respiration est gênée, c'est dire que l'hématose se fera moins bien.

Dès lors, n'est-il pas évident que le cerveau, qui, dans le cas d'une hypémie (existant seule) eût été suffisamment excité, pour continuer à entretenir la vie quand bien même il recevrait ici la même quantité de sang que dans le premier cas (ce qui n'est pas, comme je l'ai dit plus haut), ne le serait plus suffisamment ici, puisque dans le premier cas le sang était complétement oxygéné, et qu'il l'est incomplétement dans le dernier cas.

Cette réflexion, qu'on y songe bien, est de la plus haute importance et pour le traitement et pour le pronostic.

Mais la mort peut tenir à une seule cause; dont le mécanisme est alors plus évident.

Et d'abord, disons que tout obstacle à la circulation, la formation d'un caillot dans le cœur, par exemple, l'hypertrophie avancée de cet organe et d'autres lésions pathologiques, en empêchant l'arrivée du sang vers le cerveau, produira la mort;

Que, d'un autre côté, les voies respiratoires (larynx, bronches) viennent à être obstruées par un obstacle quelconque, l'individu, dans toute la vigueur de la santé, périra en quelques instants. C'est ce qui arrive pour les noyés et dans certains autres cas de bronchite, où le médecin inattentif est obligé, pour expliquer la mort, d'admettre je ne sais quoi de nerveux.

Que ce soit toujours, en définitive, par le cerveau que l'on meure : nul doute à cela; aussi n'est-il pas besoin de le dire. Mais n'est-il pas évident que ce sont les causes qui ont paralysé les fonctions du cerveau que l'on doit rechercher comme les causes réelles de la mort, puisque, sans ces causes, la mort n'aurait pas eu lieu?

Honneur donc à M. le professeur Piorry d'avoir appelé, par des observations sur les noyés et des expériences sur les animaux, l'attention du praticien sur ce point, d'autant plus important, qu'il paraît plus futile au premier abord.

Qui niera, en effet, qu'il soit d'autant plus désolant pour le médecin de perdre un malade qu'il lui eût été plus facile de le sauver, pour peu qu'il fût au courant des travaux de ses contemporains?

Les gens du monde, mieux que nous, savent, en effet, combien de personnes sont mortes d'un simple catarrhe! Et j'ajouterai : qui ne fussent pas mortes, si l'attention du médecin s'était suffisamment éveillée sur ce point et si, dans certains cas, où les efforts de toux avaient suffi pour attirer plus de sang qu'à l'ordinaire vers les poumons, on eût su pratiquer une légère saignée avec à-propos.

Ai-je besoin de dire que la percussion, dans ces cas, est un précieux guide dans le traitement. Les organes, en effet, rendent un son d'autant moins clair qu'ils contiennent plus de sang.

CHAPITRE II.

CLASSIFICATION DES MALADIES.

Je rapporterai les maladies, à l'exception des lésions traumatiques des organes, dont je ne traiterai pas ici, comme se rattachant à deux causes : 1° à un trouble quelconque dans la circulation ; 2° à une altération primitive du sang. Les flegmasies serviront de type à la première catégorie, les alterations septiques à la seconde (rougeole, scarlatine, septicémie).

Flegmasies.

Les flegmasies forment la famille à la fois la plus nombreuse et la plus intéressante des maladies.

Je diviserai les flegmasies en deux classes : 1° les flegmasies franches; 2° les flegmasies des tissus blancs (muqueuses, séreuses, nerfs).

1° *Causes.* — La cause déterminante principale est le froid, ou plutôt le refroidissement.

Mécanisme.— Le froid agit, suivant moi, sur le sang, et opère ainsi une stase dans la circulation.

Que l'on suppose, en effet, un individu venant de suer abondamment et, par conséquent, de perdre une grande quantité de l'eau contenue dans son sang, et peut-être de certains sels qui tenaient en dissolution quelques-uns de ses éléments, qu'il se refroidisse subitement, et la fibrine, qui était auparavant à l'état de dissolution, circulera à l'état de suspension dans le sérum et se déposera ou tendra à se déposer dans certains organes.

Est-il possible, jusqu'à un certain point, d'expliquer pourquoi le même individu, soumis à des influences de refroidissement identiques (en apparence), à quelques jours d'intervalle, contractera, dans le second cas, une hémitarthrite, tandis que, dans le premier cas, le refroidissement avait paru être sans aucune influence?

N'est-il pas raisonnable de penser que, dans le premier cas, l'état du sang produit par le refroidissement, je veux dire le dépôt de fibrine, encore insuffisant pour déterminer l'inflammation de l'articulation, viendra s'ajouter, dans le second cas de refroidissement, à la nouvelle action du froid pour déterminer l'hémitarthrite?

Mais le froid n'est pas la seule cause des flegmasies; la déclivité trop prolongée d'un organe pourra aussi la produire.

Traitement. — Le pronostic dans les cas graves dépendra surtout de la méthode suivant laquelle on emploiera les saignées.

Proclamons-le bien haut, M. Bouillaud, en établissant la méthode des saignées suffisantes, a rendu à la science le plus immense service quoi qu'on en dise.

Sans doute quelques médecins éminents, guidés à la fois par l'instinct et une longue expérience, semblaient être arrivés dans leur pratique à une méthode analogue.

Mais c'était plus instinct que certitude, puisqu'on n'osait pas le proclamer.

N'était-ce pas laisser dans le vague l'esprit des jeunes praticiens que de leur dire : « Rien de général ne peut être dit sur la pratique des émissions sanguines; « elle variera suivant chaque individu; chaque cas exigera une formule particulière; de sorte qu'il faudrait établir des milliers de formules. »

Je dirai, moi : Deux formules générales peuvent être établies, sur les émissions sanguines; bien entendu, pour les cas où la maladie présente la mêm eintensité ou le même degré.

Pour établir les cas où l'une ou l'autre de ces deux formules doit être employée, il faudra tenir compte de l'état de plénitude des organes de la circulation (cœur-vaisseaux).

Si le malade présente tous ces organes dans un état sensiblement normal, on emploiera la première méthode, ou la plus active.

abcès qui, arrivés à leur dernière période, s'ouvrent spontanément au dehors.

Cet état explique pourquoi le poumon ne crépite plus dans cette dernière période. La déchirure du poumon présente ici un aspect granuleux, que M. Bouillaud explique par le dépôt de fausses membranes, sur les parois des dernières vésicules bronchiques qui forment la cavité des vésicules pulmonaires. Cette explication me semble assez séduisante.

Signes fonction nels.

On le conçoit facilement, s'il est une maladie où la respiration gênée doive s'accélérer, c'est dans les maladies mêmes du poumon. Mais ce serait se tromper que de croire que la gène de la respiration annonce toujours une lésion de cet organe. Dans certaines maladies du cœur, le poumon étant refoulé de chaque côté, il y aura gêne dans la respiration. Il en sera de même toutes les fois que le diaphragme sera refoulé en haut par les viscères abdominaux (épi-diaphratopie), soit par l'augmentation considérable du volume du foie, soit par l'accumulation de gaz ou de matières dans le tube digestif; soit enfin par une hydropéritonie (ascite).

Crachats.

Les crachats peuvent manquer assez souvent, surtout chez les enfants qui les avalent, et chez les vieillards qui n'ont pas la force de les expectorer. Dans la première période ils sont gélatiniformes, adhérents aux vases; dans la deuxième période, ils commencent à prendre une teinte jus de pruneaux; dans la troisième période, les crachats purulents finissent par apparaître.

Signes physiques.—La percussion et l'auscultation sont des signes précieux.

Percussion. — Les signes fournis par la percussion, sont d'autant plus marqués, que la période est plus avancée.

Dans la première période, il y aura matité sans résistance au doigt, dans la seconde, la matité est complète; il ne faudra pas s'attendre à ce que la matité soit toujours au même degré, dans tous les points, dans une certaine étendue elle pourra être à l'état sclérosique; tandis que tout à l'entour de cet espace pourra exister une matité plus ou moins forte, mais sans résistance au doigt, ce que j'appellerais volontiers l'auréole inflammatoire.

Ce ne sera pas seulement pour le diagnostic que la percussion sera un signe précieux; il sera non moins précieux pour suivre pas à pas, soit le dégorgement de la partie enflammée, soit la marche plus croissante du mal.

Ce sera là une source précieuse pour le traitement; car, dans le premier cas, on suspendra plus ou moins les remèdes; dans le second, au contraire, on leur rendra plus d'activité.

Auscultation.

Dans la première période existe le ronchus crépitant ou crépitation; dans la deuxième, on entend le plus ordinairement le souffle bronchique, auquel se joint le plus souvent le râle sous-crépitant, moins fin que le crépitant. La plus grande dureté du poumon, dans cette période, explique jusqu'à un certain point les modifications survenues dans les bruits que fait reconnaître le sthétoscope.

Elle explique aussi l'expiration prolongée qui, comme on le sait, a lieu toutes les fois que le poumon est induré; c'est dire qu'on le rencontre aussi dans la pneumophymie sclérosique.

Quand on fait parler le malade, on entendra la bronchophonie ou retentissement de la voix, qu'il ne faut pas confondre avec l'egophonie.

Traitement. — Je n'ai pas besoin de dire que la méthode des saignées suffisantes triomphera le plus ordinairement quand la maladie n'en sera qu'à la première période. Les malades arrivés à la dernière période seront rarement sauvés.

Terminons par un cas curieux de guérison observé par moi chez M. Bouillaud, dans les derniers mois de l'année 1850. C'était un tout jeune homme de quatorze ans, qui présentait une double-pleuropneumonite. Le nombre des inspirations s'élevait jusqu'à soixante-deux par minute, c'est-à-dire qu'il était le double de l'état normal. Traité par la méthode des saignées suffisantes, le malade, qui était en grave danger de mort, guérit. C'était là un des plus beaux triomphes de la médecine moderne.

CHAPITRE V.

DE LA MÉNINGITE OU MENINGO-ENCÉPHALITE (FIÈVRE CÉRÉBRALE).

Je ne dirai que deux mots de cette affection si grave, que plusieurs médecins (M. Trousseau entre autres) regardent comme incurable dans tous les cas chez les enfants, où elle est principalement observée.

Je comprendrai sous ce titre de méningites toutes les lésions flegmasiques du cerveau qui pourront faire penser à la saignée, dans les cas où l'hypémie ne sera pas trop considérable.

Toute cause d'hémostase vers le cerveau pourra déterminer cette terrible affection.

Traitement. — Deux indications se présentent ici suivant moi : 1° détruire l'hémostase qui existe dans le cerveau ; 2° et en attendant qu'on en ait triomphé, apaiser les souffrances, ou, pour mieux dire, les troubles fonctionnels de cet organe, si graves, que, seuls, ils peuvent expliquer la mort.

1° *Contre l'hémostase.* — Ai-je besoin de dire que les saignées seront employées toutes les fois que l'hypémie n'existera pas.

Un moyen qui peut peut-être offrir quelque chance dans certains cas sera (suivant moi) l'emploi des substances propres à rendre le sang plus diffluent, moins plastique et à faciliter la circulation capillaire des vaisseaux du cerveau. Tels sont certains alcalis, le chlorhydrate d'ammoniaque entre autres.

2° *Indication.* — Pour remplir la deuxième indication, pour combattre les symptômes du côté du cerveau, symptômes qui, comme je l'ai dit plus haut, sont de la plus haute gravité, le sulfate de quinine, qui a une si grande efficacité dans la névralgie splénique (ou fièvre intermittente), me paraît être l'agent que devra tenter avec espoir le praticien.

Mais s'il fallait donner, dans ces cas, la préférence à l'un de ces deux remèdes (saignée ou quinquina), que je serais d'avis de toujours employer simultanément dans ces cas, je me prononcerais pour la saignée dans les cas, bien entendu (et je ne saurais trop le répéter) où l'hypémie commençante ne fournirait pas de contre-indication.

Ne serait-ce pas manquer de logique, en effet, que de donner la préférence au remède que je crois efficace seulement contre les symptômes ? N'est-il pas évident que c'est la lésion organique (hémostase) qui doit attirer le plus l'attention ?

La compression des carotides faite avec intelligence me semble devoir être tentée ; car n'est-il pas évident que ce n'est pas toujours le corps tout entier qu'il s'agit de saigner ; mais bien l'organe malade ; et qu'ici la disposition du cerveau semble être un privilége pour cet organe ; puisqu'on peut par la compression pendant un certain temps, produire le même effet qu'une saignée, sans en avoir les inconvénients, puisqu'on ne priverait pas l'économie d'une seule goutte de sang et qu'on le mettrait pour ainsi dire en réserve dans le tronc pour l'employer et le diriger tout entier vers le cerveau, dès qu'on supposera l'obstacle à la circulation capillaire dans le cerveau complétement levé.

CHAPITRE VI.

MALADIES DU CŒUR.

Quelques personnes veulent voir des maladies du cœur partout où il y a quelques symptômes, des palpitations par exemple du côté de cet organe.

C'est là une grave erreur qu'on ne comprend que chez ceux à qui les signes physiques sont complétement étrangers. Qui ignore en effet que les personnes anhémiques (ou hypémiques) sont sujettes à des palpitations, et que vouloir traiter là une maladie du cœur, serait s'exposer aux plus funestes conséquences. — Ces cas sont le triomphe des charlatans, qui donnant alors de la nourriture, guérissent et se trouvent ainsi dans le vrai sans s'en douter.

Causes. — Nous pensons avec M. Piorry, que tout obstacle à la circulation, pourra amener une maladie du cœur. Ainsi, des rétrécissements aux artères en général, des compressions principalement de l'aorte, soit par un développement anormal du ventre, soit enfin par une tumeur abdominale, le plus souvent, une tumeur du foie pourront produire l'hypertrophie de cet organe.

Un cas des plus remarquables a été observé dans ces derniers temps à la clinique de M. Piorry.

Une femme qui avait une hypertrophie du cœur mourut. A l'autopsie, on trouva une tumeur du foie, qui avait dû comprimer l'aorte, car cette artère était considérablement déviée à gauche.

Outre l'hypertrophie on trouva un rétrécissement aortique, le souffle n'avait pourtant pas été entendu pendant la vie.

Comme on le sait, les maladies du cœur sont tellement fréquentes à la suite du rhumatisme articulaire aigu, que M. Bouillaud a pu poser ce fait en loi générale.

Peut-on expliquer d'une manière satisfaisante cette coïncidence?

Voici l'explication que j'en donnerais : La fibrine en suspension dans le sérum rend la circulation dans les vaisseaux plus difficile; le cœur, obligé de donner l'impulsion à une masse moins fluide, plus difficile à mouvoir, s'hypertrophiera. Dans les cas cités plus haut, la cause était dans les vaisseaux, ici elle est dans la masse sanguine. La loi établie plus haut sur les causes des maladies du cœur est donc générale.

Diagnostic. — On se tromperait que de croire qu'un cœur d'un volume considérable annonce toujours l'hypertrophie de cet organe. Le cœur dans certains cas pourra être simplement dilaté par le sang. L'absence du bruit de souffle dans ces cas, joint à la diminution du cœur sous l'influence d'une saignée qui est sans inconvénient dans ces cas, puisque l'individu alors a trop de sang, éclaircira le diagnostic.

Il est de la plus haute importance, comme on le pense bien, de distinguer le souffle hypémique du souffle produit par le rétrécissement aortique. Dans l'hypémie, le souffle est plus moelleux, plus doux; dans les lésions organiques du cœur, le souffle est plus rude (bruit de rape, de scie, de lime).

Les bruits tenant à l'hypémie sont toujours au premier temps.

Ceux qui dépendent d'une lésion organique peuvent exister aux deux temps, soit simultanément, soit alternativement.

Le souffle hypémique a peu de durée, il est intermittent.

Traitement. — Je pense avec M. Piorry, que non-seulement il n'est pas permis d'abuser de la digitaline, dans les cas de simples palpitations, où l'on n'a pas constaté par les signes physiques de lésions organiques, mais qu'il faut en user le moins possible dans tous les cas.

La digitaline pourra plutôt être employée pour calmer le malade et lui procurer quelques heures de sommeil, que dans l'espérance de guérir le mal. Ne serait-ce donc pas se montrer moins intelligent que la nature, que de vouloir par trop ralentir la circulation, lorsque c'est précisément vers ce but que tend l'organisme, afin de surmonter les obstacles à la circulation et d'éviter les stases du sang?

Je terminerai par l'observation d'une mort terrible à laquelle ont assisté ceux qui suivent en ce moment la clinique de M. Piorry.

Un malade avait une hypertrophie du cœur, ses membres étaient doublés de volume par l'épanchement de la sérosité; une ascite considérable existait.

A la visite le malade s'affaissa tout à coup, les battements du cœur cessèrent, ainsi que la respiration, qui revint une ou deux fois encore par intervalle. Les veines et les artères du cou se gonflèrent d'une manière étonnante; on eût dit que le cerveau appelait à lui tout le sang. De larges saignées furent pratiquées au bras et aux carotides du mourant ou du mort, je ne sais trop comment dire.

Le sang coula assez abondamment. Il était assez noirâtre, à en juger par cela seul on eût dit que le malade était mort par asphyxie.

M. Piorry pensa que c'était par syncope. Mais n'ayant pas trouvé de caillot au cœur à l'autopsie, le doute s'éveilla dans son esprit.

J'expliquerais ici la mort de la manière suivante. Les vaisseaux des membres étant comprimés par la masse énorme de liquide épanché dans le tissu cellulaire, la circulation se faisait mal, moins de sang arrivait aux poumons en un temps donné ; l'hématose était donc incomplète, et bien que les poumons ne fussent point considérablement refoulés vers le haut par l'ascite ; l'asphyxie pouvait s'admettre ainsi. Les poumons, en effet, à l'autopsie, étaient vides de sang ; on eût pu les comparer à une éponge sèche.

On s'apprêtait à faire la ponction lorsque le malade fut pris de ces accidents.

CHAPITRE VII.

DES FIÈVRES.

Ce n'est que pour combattre le mot ou plutôt l'idée fièvre en tant que maladie, que j'en parle ici. Je dis l'idée et non le mot, car quelques personnes ont proposé pour se faire illusion sans doute de lui substituer le mot Pyrexie.

Pyrexie ou fièvre, ce n'est là qu'un symptôme, et un symptôme de lésions bien diverses.

Qui n'a été frappé de cette vérité, en voyant certains empiriques, et même quelques médecins insuffisamment instruits, qui, se contentant le plus souvent de tâter le pouls du malade, n'aperçoivent point les lésions organiques les plus manifestes s'écrier : fièvre, fièvre, toujours fièvre !

Qu'un malade eût une pneumonite latente, (les maladies sont toujours latentes pour ceux qui ne savent pas les découvrir). On disait : il a la fièvre.

Qu'un autre eût une pleurésie méconnue, fièvre !

Une flegmasie quelconque, c'était toujours la fièvre.

Que faut-il donc entendre par le mot fièvre ? Je sais bien qu'on appelle généralement fièvre toute accélération morbide du pouls accompagnée de frissons et de chaleur. Cette distinction m'a toujours paru futile.

Mais laissons les mots et disons : Tout trouble dans la circulation qui se manifestera, soit par une accélération considérable du pouls, soit au contraire par un ralentissement trop grand, devra éveiller l'attention du praticien.

La médecine, en effet, doit être désormais la science des indications :

1° Il y a-t-il un ralentissement trop considérable du pouls : Indication ; excitez la circulation pour prévenir la stase du sang ;

2° Il y a-t-il au contraire une accélération marquée, en chercher la cause.

L'accélération du pouls peut avoir deux causes principales :

1° Un obstacle quelconque dans la circulation ;

2° Un état hypémique (trop peu de sang).

CHAPITRE VIII.

DES ALTÉRATIONS DU SANG.

Je comprendrai sous ce titre l'altération du sang par le miasme des marais ; (fièvre intermittente) ; 2° la septicémie (fièvre hyphoïde) ; 3° scarlatine — rougeole — variole. Je ne parlerai ici que de la fièvre intermittente et de la septicémie.

Altération du sang par miasme des marais (fièvre intermittente).

Je ne veux pas discuter ici si c'est l'accès fébrile qui produit l'engorgement de la rate, ou si c'est au contraire l'engorgement de la rate qui produit l'accès fébrile. Je dirai seulement que la mesure de la rate est un précieux moyen de diagnostic dans cette affection. M. Piorry pense, d'après les faits observés par lui, que toutes les fois que l'accès fébrile est sous l'influence du miasme des marais, la rate est engorgée ; dans les cas où l'on observe des accès fébriles avec un volume normal de la rate, ce professeur les rapporte à une névralgie intercostale à gauche, qui, dit-il, ne cède que sous l'influence des vésicatoires.

Lorsque, pour la première fois, M. Piorry annonça que sous l'influence du sulfate de quinine la rate diminuait presque instantanément ; on sait que les incrédules ne manquèrent pas. M. Pidoux qui nia le fait, est parvenu à le constater dans ces derniers temps. Que ce soit une leçon pour ceux qui sont toujours prêts à crier à l'exagération.

Sous l'influence du sulfate de quinine, la rate revient presque toujours à son état normal. Si, dans certains cas, où le volume de cet organe a été très-considérable, la rate ne revient pas tout à fait à l'état normal; c'est qu'il n'y a pas simplement engorgement, mais hypertrophie de l'organe.

Traitement. — Comme on le sait, M. Bouillaud a tenté avec succès la digitaline dans cette affection.

M. Piorry, nommé rapporteur d'une commission chargée de donner son avis sur l'emploi du sel marin qui paraissait avoir été tenté avec succès par un jeune praticien, a fait de nombreuses expériences sur ce point, et a constaté l'exactitude parfaite de cette assertion.

Je ne parlerai pas de l'efficacité si connue du sulfate de quinine.

CHAPITRE IX.

ENTÉRITE SEPTICÉMIQUE. FIÈVRE TYPHOÏDE.

La septicémie tient à une altération générale du sang, inconnue dans son essence.

M. le professeur Piorry a établi que la respiration d'un air vicié par l'habitation d'un grand nombre d'individus dans le même lieu, joue le plus grand rôle dans la production de cette affection.

Quand la septicémie est à un haut degré, elle produit constamment l'inflammation des plaques de Peyer.

Symptômes. — Diarrhée; douleurs à la pression, mais moins marquées que dans la dysenterie.

Signes physiques. — Gargouillement à la région iléo-cæcale.

La constatation de ce phénomène n'est pas toujours sans inconvénients, surtout lorsque l'inflammation est avancée. Mais heureusement il existe un signe précieux qui est son analogue; c'est le bruit donné dans ces cas par le pléssimétrisme, et si heureusement appelé hydraérique par M. Piorry.

La fétidité de l'haleine est un signe caractéristique qui existe dans la deuxième et la troisième période.

Si l'on fait une saignée dans les premiers jours de la maladie, le sang est légèrement couenneux; plus tard les phénomènes septiques semblent prédominer; le caillot est mou, noirâtre. M. Bouillaud, frappé sans doute par cette considération, a été conduit à penser que l'entérite produite par la septicémie, réagissait à son tour sur l'état du sang, par la résorption putride qui résulte de l'inflammation des plaques de Peyer.

D'après M. Bouillaud, dans l'entérite septicémique traitée par la méthode des saignées, la guérison est la règle, et la mort l'exception très-rare.

Si d'un autre côté, on lit le relevé général de tous les cas qui ont passé dans le service de ce professeur; on voit qu'en moyenne, la mort est de un neuvième. Comment donc expliquer cette contradiction apparente; je me hâte de le dire.

Bien facilement, c'est que, quand M. Bouillaud établit la première proposition, il ne comprend, bien entendu, que les cas où il a employé la méthode des saignées; que dans la seconde, au contraire, il réunit et les cas où la méthode des saignées a été appliquée, et ceux où elle n'a pu l'être, soit parce que les malades étaient entrés dans une période trop avancée de la maladie, soit à cause de leur constitution chétive. De sorte que, non-seulement il n'y a pas là de contradiction, mais que M. Bouillaud peut s'écrier avec une certaine apparence de raison : Que les cas de mort dans son service, où il n'a pas employé la saignée, prouvent suffisamment la supériorité de sa méthode par la saignée; puisque les malades périssent quand il n'a pu les saigner.

Comme on le pense bien, nous avons été curieux de voir ce que pensaient sur ce point les adversaires ordinaires de M. Bouillaud.

Or, voici ce que nous lisons dans M. Grisolle, nous citons textuellement:
« M. Bouillaud est, comme on le sait, un de ceux qui emploient le plus large-
« ment la saignée dans cette affection; M. Louis, dans un de ses mémoires,
« a combattu victorieusement les prétentions de ce professeur. Il a prouvé que
« M. Bouillaud ne guérissait qu'un sixième de ses malades au lieu d'un neu-
« vième. Disons pourtant que les saignées ne semblent pas avoir une aussi
« fâcheuse influence qu'on pourrait le croire tout d'abord. »

Cet aveu de la bouche de M. Grisolle est précieux. — Ainsi, il est prouvé que les saignées suffisantes n'ont pas une aussi fâcheuse influence qu'on pourrait le croire. Ainsi, M. Bouillaud ne perd, de l'aveu de ses adversaires, qu'un sixième de ses malades, tandis que ses adversaires, M. Louis entre autres (il l'avoue lui-même), en perdent le tiers; tandis que M. Grisolle, qui en perd le même nombre dans les temps ordinaires, en perdit la moitié dans l'épidémie de 1842; lorsque M. Bouillaud, en cette même année, n'en perdit pas plus qu'en d'autres temps..

On le voit, je veux bien supposer que M. Louis ait prouvé que M. Bouillaud ne sauvait que le sixième de ses malades, ce que pourtant il faudrait vérifier.

Mais, de bonne foi, qu'on me réponde, sont-ce là des arguments sérieux qui fassent justice des prétentions de M. Bouilland ! !

Mais je vais plus loin et, je le demande : n'est-ce pas là jouer sur les mots que de réunir les cas de mort, qui sont si peu nombreux dans les cas traités par les saignées, avec ceux si nombreux qui ont eu lieu quand des malades, entrés à une période trop avancée de la maladie, n'ont pas été une seule fois saignés ?

Eh quoi! une malade (ce que j'ai eu l'occasion d'observer chez M. Bouillaud, il y a quelques jours) entre au douzième jour de la maladie; elle meurt deux jours après son entrée, sans avoir été une seule fois saignée. Et vous iriez, pour combattre les saignées, placer ce cas de mort sur la même liste que ceux infiniment rares qui arrivent lorsque les malades sont entrés à temps pour être saignés dans les premiers jours de la maladie !

Mais je m'arrête. Que le bon sens du lecteur juge. On le voit bien : M. Grisolle ignore que M. Bouillaud interdit formellement les émissions sanguines vers la fin de la deuxième période, et, à plus forte raison, dans la troisième période. Je lis, en effet, dans M. Grisolle, tome 1er, page 32 : « M. Forget, qui, avec M. Bouillaud, saigne dans toutes les périodes de la fièvre typhoïde, etc., etc. »

Quel est donc le traitement? Que va nous proposer M. Grisolle contre une si grave affection, qu'il va opposer à la méthode de M. Bouillaud? Devinez-le. « Ce sont les purgatifs, dit M. Grisolle, qui doivent faire le fond du traitement dans la fièvre typhoïde. »

Mais, heureusement, M. Grisolle se hâte de dire que les purgatifs doivent être proscrits chez les enfants, parce qu'ils enflamment l'intestin.

Mais qui pourrait pousser la crédulité jusqu'à croire que les purgatifs, si nuisibles chez les enfants, deviendront à l'instant pour l'adulte le plus innocent remède ?

Eh quoi ! des intestins déjà enflammés, près même de s'ulcérer quelquefois, seront-ils de beaucoup moins sensibles aux purgatifs chez un jeune homme de seize ans que chez un enfant de huit ans?

Mais quel est donc le prestige merveilleux qui vous a porté à prôner les purgatifs? Est-ce l'empirisme? Est-ce, au contraire, une expérimentation exacte et précise?

L'empirisme! Mais l'empirisme du bon sens a-t-il conduit quelqu'un de nous, quand il avait un dévoiement, à se purger! Ne cherche-t-il pas, au contraire, à l'arrêter par tous les moyens possibles?

Ne voyez-vous donc pas que la diarrhée opiniâtre, dans la fièvre typhoïde, ne tient que trop bien lieu de purgatifs? que les contractions qu'elle détermine, ou, si vous aimez mieux, qui la déterminent elle-même, irritent suffisamment les intestins enflammés?

Est-ce, au contraire, une expérimentation exacte et précise qui vous a démontré l'efficacité des purgatifs?

Mais M. le professeur Andral, dont l'autorité doit être ici d'un si grand poids, va se charger de vous réfuter. Dans le relevé de neuf cas traités par ce grand professeur par les purgatifs, un seul cas a paru s'améliorer sous cette influence, et encore ici, il faut le dire, l'entérité s'était déclarée à la suite d'une constipation opiniâtre. Les huit autres cas périrent. Dans aucun, on ne vit d'apparence d'amélioration sous l'influence des purgatifs : loin de là ; car, dans quatre de ces cas, la maladie sembla aussitôt s'exaspérer.

Que conclure de là, sinon que les purgatifs sont plus nuisibles qu'utiles? ce que pense M. Bouillaud.

Mais que l'on ne s'imagine pas que les adversaires de ce professeur ne reconnaissent pas quelque utilité aux saignées. Comment se ferait-il alors que M. Chomel recommande une ou deux saignées dès le début, même pour les cas les plus légers? Vous donc qui voudriez vous en rapporter à M. Chomel, rassurez-vous. Il ne proscrit pas les saignées, il vous en permet deux; il ne vous indique pas la dose; tant mieux. Remerciez-l'en. Votre liberté sera plus grande.

On le voit, les adversaires de M. Bouillaud, marchent toujours en mettant un pied dans la voie de l'erreur, un pied dans celle de la vérité!!

S'en étonnera-t-on, lorsqu'on réfléchira que ce sont les mêmes hommes, qui nient d'une manière absolue l'influenee de la saignée dans le rhumatisme articulaire aigu, c'est-à-dire dans le type des flegmasies! Sans doute pour en avoir employé seulement une ou deux comme dans la fièvre typhoïde!

Et lorsqu'on les voit aller plus loin encore dans le rhumatisme que dans la fièvre typhoïde, puisqu'ils ne saignent même pas une fois dans la première affection, n'est-on pas porté à penser que c'est seulement pour se conformer à l'empirisme des siècles passés, qu'ils n'osent point secouer, qu'ils prescrivent deux saignées même pour les cas légers; et que si les médecins anciens avaient eu la fantaisie de saigner dans le rhumatisme, eux aussi ils ordonneraient une ou deux saignées dans cette affection, comme ils le conseillent pour la fièvre typhoïde!!

Ceux qui auront suivi quelques mois la clinique de M. Bouillaud, ne tarderont pas à se convaincre que celui qui a raison contre ses adversaires sur tous les autres points, a au moins ici toutes les probabilités de son côté.

L'un de nos amis et compatriotes qui, ayant suivi pendant plusieurs années la clinique de M. Bouillaud, avait pu se convaincre par lui-même, de la supériorité de cette méthode, n'eut pas à s'en repentir : car, atteint, il y a un mois, d'une fièvre typhoïde des plus graves, il appella M. Bouillaud, fut saigné six fois dans l'espace de trois jours (quatre des saignées étaient générales, deux étaient locales par les ventouses); et avant la fin de la première semaine la convalescence était confirmée. Trois semaines après le début de la maladie, il se promenait comme s'il ne lui fût rien arrivé, et sans qu'on pût se douter qu'il relevait d'une si grave maladie, tant il est vrai de dire que les saignées faites avec à-propos, surtout dans cette affection, affaiblissent beaucoup moins que la maladie elle-même; puisqu'au bout de la première semaine le malade traité par les saignées peut prendre des aliments et les digérer convenablement.

Qui ignore, en effet, que les individus les plus robustes, atteints de fièvre typhoïde, quand ils ne sont pas emportés au bout du douzième jours, pour peu que l'affection ait été grave, ont une convalescence des plus orageuses et qu'ils ne s'en rélèvent qu'épuisés par un long dévoiement, puisque ce sont ici les intestins, siége à la fois d'une partie de la digestion et de l'absorption, et, par conséquent, si importants à la nutrition, qui sont malades?

Malheur donc à ceux qui, tandis qu'il en est encore temps, négligeraient les moyens d'acquérir une conviction solide sur ce point!

Placés plus tard sans expérience au lit d'un malade atteint d'une si grave affection, ils ne sauront quel parti prendre entre la méthode des saignées reconnue si efficace par un illustre professeur, et celle des purgatifs que le bon sens leur dénonçait d'avance comme nuisible!! Mieux vaudrait, certes, qu'ils eussent alors le courage de déclarer leur ignorance, car le malade laissé à lui-même aurait plus de chances de salut que par les purgatifs!

TABLE.

PARIS. — IMPRIMERIE DE W. REMQUET ET Cie,
rue Garancière, 5, derrière St.-Sulpice.

www.ingramcontent.com/pod-product-compliance
Ingram Content Group UK Ltd.
Pitfield, Milton Keynes, MK11 3LW, UK
UKHW021926230726
13925UKWH00007B/2430